47 Recetas de Jugos Orgánicos Para la Madre Embarazada:

Absorba Rápida y Fácilmente Ingredientes de Calidad Que su Cuerpo Necesita Durante el Embarazo

Por

Joe Correa CSN

DERECHOS DE AUTOR

Esta publicación está diseñada para proveer información precisa y autoritaria respecto al tema en cuestión. Es vendido con el entendimiento de que ni el autor ni el editor están envueltos en brindar consejo médico. Si éste fuese necesario, consultar con un doctor. Este libro es considerado una guía y no debería ser utilizado en ninguna forma perjudicial para su salud. Consulte con un médico antes de iniciar este plan nutricional para asegurarse que sea correcto para usted.

RECONOCIMIENTOS

Este libro está dedicado a mis amigos y familiares que han tenido una leve o grave enfermedad, para que puedan encontrar una solución y hacer los cambios necesarios en su vida.

47 Recetas de Jugos Orgánicos Para la Madre Embarazada:

Absorba Rápida y Fácilmente Ingredientes de Calidad Que su Cuerpo Necesita Durante el Embarazo

Por

Joe Correa CSN

CONTENIDOS

ACERCA DEL AUTOR

Luego de años de investigación, honestamente creo en los efectos positivos que una nutrición apropiada puede tener en el cuerpo y la mente. Mi conocimiento y experiencia me han ayudado a vivir más saludablemente a lo largo de los años y los cuales he compartido con familia y amigos. Cuanto más sepa acerca de comer y beber saludable, más pronto querrá cambiar su vida y sus hábitos alimenticios.

La nutrición es una parte clave en el proceso de estar saludable y vivir más, así que empiece ahora. El primer paso es el más importante y el más significativo.

INTRODUCCIÓN

47 Recetas de Jugos Orgánicos Para la Madre Embarazada: Absorba Rápida y Fácilmente Ingredientes de Calidad Que su Cuerpo Necesita Durante el Embarazo

Por Joe Correa CSN

El período en el que la familia espera un bebé debería estar repleto de energía positiva y alegría. Sin embargo, este también es el momento para pensar acerca de sus hábitos de estilo de vida y, sobre todo, su dieta. Todas las mujeres afrontan el mismo dilema: ¿qué comer y cuánto? Naturalmente, el embarazo viene con algunos cambios hormonales grandes que afectan su rutina normal, y crea antojos diferentes que podrían llevar a ganar peso y la falta de nutrientes importantes para su bebé.

Algunos estudios muestran que las mujeres embarazadas necesitan más proteínas, calcio, hierro y ácido fólico. Estos nutrientes deberían venir de una dieta saludable y bien balanceada. Sus proteínas deberían venir de fuentes saludables, como carne magra, pescado, aves de corral, huevos, legumbres y frutos secos. Tiene que tener en mente que las proteínas son "nutrientes creadores", y son cruciales para el desarrollo de los órganos, especialmente el cerebro y corazón.

Una ingesta incrementada de calcio es extremadamente importante para crear los huesos y dientes del bebé. La falta de calcio puede crear problemas serios.

El hierro es otro nutriente importante que debe tener en mente al planificar su dieta saludable de embarazo. Este mineral es necesario para crear suficiente oxígeno para el bebé. La falta de hierro podría llevar a anemia y fatiga, como así también a un riesgo incrementado de infección.

El ácido fólico, también conocido como folato, se encuentra en alimentos en la forma de vitamina B. Este nutriente importante ayuda a prevenir diferentes defectos de nacimiento. Sin embargo, puede ser difícil obtener las cantidades necesarias a través de la comida sola. Por esta razón, su médico le recomendará tomar algunos suplementos dietarios antes y durante el embarazo.

La conclusión es que el embarazo es un período bello y delicado en la vida de una mujer. Pero con algunos cambios pequeños y bien planificados, usted estará obteniendo todos los nutrientes que necesita para un embarazo saludable.

Este libro es una colección de recetas de jugos para el embarazo, que fueron creadas para ayudarle a incrementar la ingesta de vitaminas y minerales importantes en tan solo unos minutos por día. Espero que este libro le sirva como una guía en este camino precioso e inolvidable que está a punto de tomar.

47 RECETAS DE JUGOS ORGÁNICOS PARA LA MADRE EMBARAZADA: ABSORBA RÁPIDA Y FÁCILMENTE INGREDIENTES DE CALIDAD QUE SU CUERPO NECESITA DURANTE EL EMBARAZO

1.   Jugo de Manzana y Moras

Ingredientes:

2 manzanas grandes, sin centro y en rodajas

¼ taza de moras

1 taza de arándanos

1 cucharadita de extracto puro de menta, sin azúcar

½ taza de agua

Preparación:

Lavar las manzanas y remover el centro. Trozar y dejar a un lado.

Combinar las moras y arándanos en un colador, y lavar bajo agua fría. Colar y dejar a un lado.

Combinar las manzanas, moras y arándanos en una juguera, y pulsar. Transferir a vasos y añadir el extracto de menta y agua.

Agregar algunos cubos de hielo antes de servir.

Información nutricional por porción: Kcal: 368, Proteínas: 2.5g, Carbohidratos: 94g, Grasas: 1.5g

2.   Jugo de Albahaca y Apio

Ingredientes:

1 taza de albahaca fresca

1 taza de apio fresco, en trozos

2 tomates grandes, en trozos

½ cucharadita de sal

½ cucharadita de orégano seco, molido

Preparación:

Combinar la albahaca y apio en un colador y lavar bajo agua fría. Romper con las manos y dejar a un lado.

Lavar los tomates y ponerlos en un tazón. Cortarlos en cuartos y reservar el jugo. Dejar a un lado.

Combinar la albahaca, apio y tomates en una juguera, y pulsar.

Transferir a vasos y añadir el jugo de tomate y sal. Rociar con orégano para más sabor.

Refrigerar 5 minutos antes de servir.

Información nutricional por porción: Kcal: 64, Proteínas: 4.6g, Carbohidratos: 17.8g, Grasas: 1.1g

3.   Jugo de Remolacha y Apio

Ingredientes:

1 taza de remolachas, recortadas

1 manzana roja grande, sin centro

1 taza de frutillas frescas

1 lima grande, sin piel

1 raíz de jengibre, 1 pulgada

1 cucharada de miel líquida

2 onzas de agua

Preparación:

Lavar las remolachas y recortar las puntas verdes. Trozar y rellenar un vaso medidor. Reservar los verdes para otro jugo. Dejar a un lado.

Lavar la manzana y remover el centro. Trozar y dejar a un lado.

Poner las frutillas en un colador y lavar bajo agua fría. Colar y cortarlas por la mitad. Dejar a un lado.

Pelar y cortar la lima por la mitad. Dejar a un lado.

Pelar el nudo de jengibre y dejar a un lado.

Combinar las remolachas, manzana, frutillas y jengibre en una juguera, y pulsar. Transferir a un vaso y añadir la miel y agua.

Agregar hielo y servir inmediatamente.

Información nutricional por porción: Kcal: 277, Proteínas: 4.2g, Carbohidratos: 82.4g, Grasas: 1.3g

4. Jugo de Lima y Melón

Ingredientes:

1 lima grande, sin piel

2 gajos grandes de melón dulce

1 taza de menta fresca, en trozos

1 manzana amarilla grande, sin centro

2 onzas de agua de coco

Preparación:

Pelar y cortar la lima por la mitad. Dejar a un lado.

Cortar el melón por la mitad. Remover las semillas, cortar dos gajos grandes y pelarlos. Trozar y poner en un tazón. Reservar el resto en la nevera.

Lavar la menta bajo agua fría. Colar y romper con las manos. Dejar a un lado.

Lavar la manzana y remover el centro. Trozar y dejar a un lado.

Combinar el melón, menta y manzana en una juguera. Transferir a vasos y añadir el agua de coco.

Agregar hielo y servir inmediatamente.

Información nutricional por porción: Kcal: 228, Proteínas: 3.4g, Carbohidratos: 65.7g, Grasas: 1g

5.   Jugo de Repollo y Remolacha

Ingredientes:

1 taza de repollo morado, en trozos

1 remolacha grande, recortada

1 taza de trozos de ananá

1 zanahoria grande, en rodajas

1 taza de espinaca fresca, en trozos

1 cucharada de miel líquida

Preparación:

Cortar la parte superior del ananá y pelarlo. Trozar y rellenar un vaso medidor. Reservar el resto en la nevera.

Lavar el repollo morado y espinaca, y romper con las manos. Dejar a un lado.

Lavar la remolacha y recortar las partes verdes. Trozar y dejar a un lado.

Lavar la zanahoria y cortarla en rodajas gruesas. Dejar a un lado.

Combinar el repollo, remolacha, ananá, zanahoria y espinaca en una juguera, y pulsar.

Transferir a vasos y añadir la miel líquida. Agregar cubos de hielo y servir inmediatamente.

Información nutricional por porción: Kcal: 205, Proteínas: 5g, Carbohidratos: 62.1g, Grasas: 0.7g

6.   Jugo de Acelga y Pepino

Ingredientes:

1 taza de perejil fresco, en trozos

2 tazas de Acelga, en trozos

1 pepino grande, en rodajas

1 manzana amarilla pequeña, sin centro

1 naranja pequeña, sin piel

Preparación:

Combinar la acelga y perejil en un colador, y lavar bajo agua fría. Colar y romper con las manos. Dejar a un lado.

Lavar el pepino y cortarlo en rodajas gruesas. Dejar a un lado.

Lavar la manzana y remover el centro. Trozar y dejar a un lado.

Pelar la naranja y dividirla en gajos. Dejar a un lado.

Combinar la acelga, pepino, perejil, manzana y naranja en una juguera, y pulsar. Transferir a vasos y añadir hielo antes de servir.

Información nutricional por porción: Kcal: 161, Proteínas: 6.3g, Carbohidratos: 46.3g, Grasas: 1.2g

7.   Jugo Verde de Naranja

Ingredientes:

1 taza de verdes de ensalada, en trozos

1 taza de Acelga, en trozos

1 naranja grande, sin piel

1 taza de lechuga de hoja roja, en trozos

1 taza de Lechuga romana, en trozos

1 pepino grande

1 limón grande, sin piel

2 onzas de agua

Preparación:

Combinar los verdes de ensalada, acelga, lechuga de hoja roja y lechuga romana en un colador. Lavar bajo agua fría y colar. Romper con las manos y dejar a un lado.

Pelar la naranja y dividirla en gajos. Dejar a un lado.

Lavar el pepino y cortarlo en rodajas gruesas. Dejar a un lado.

Pelar el limón y cortarlo por la mitad. Dejar a un lado.

Combinar los verdes de ensalada, acelga, naranja, lechuga de hoja roja, lechuga romana, pepino y limón en una juguera, y pulsar.

Transferir a vasos y añadir el agua.

Agregar hielo y servir inmediatamente.

Información nutricional por porción: Kcal: 136, Proteínas: 7g, Carbohidratos: 43.4g, Grasas: 1.2g

8.   Jugo de Remolacha y Rábano

Ingredientes:

1 taza de remolachas, recortadas y en trozos

1 rábano grande, en trozos

1 naranja grande, sin piel

1 taza de col rizada fresca, en trozos

1 pepino grande

Preparación:

Lavar las remolachas y recortar las partes verdes. Trozar y dejar a un lado.

Lavar el rábano y recortar las partes verdes. Trozar y dejar a un lado.

Pelar la naranja y dividirla en gajos. Dejar a un lado.

Lavar la col rizada bajo agua fría. Colar y romper con las manos. Dejar a un lado.

Lavar el pepino y cortarlo en rodajas gruesas. Dejar a un lado.

Combinar las remolachas, rábano, naranja, col rizada y pepino en una juguera, y pulsar.

Transferir a vasos y añadir hielo antes de servir.

Información nutricional por porción: Kcal: 174, Proteínas: 8.8g, Carbohidratos: 51.7g, Grasas: 1.4g

9.   Jugo de Tomate y Acelga

Ingredientes:

1 tomate grande, en trozos

1 taza de Acelga, en trozos

1 taza de espárragos, recortados

1 taza de Brotes de Bruselas, recortados

1 pepino grande, en rodajas

Preparación:

Lavar el tomate y ponerlo en un tazón. Cortar en cuartos y reservar el jugo. Dejar a un lado.

Lavar la acelga bajo agua fría. Colar y dejar a un lado.

Lavar los espárragos y recortar las puntas. Trozar en piezas de 1 pulgada y dejar a un lado.

Lavar los brotes de Bruselas y recortar las capas externas. Cortar por la mitad y dejar a un lado.

Lavar el pepino y cortarlo en rodajas gruesas. Dejar a un lado.

Combinar el tomate, acelga, espárragos, brotes de Bruselas y pepino en una juguera, y pulsar.

Transferir a vasos y añadir hielo antes de servir.

Información nutricional por porción: Kcal: 109, Proteínas: 10.1g, Carbohidratos: 32.4g, Grasas: 1.2g

10.   Jugo de Palta y Pepino

Ingredientes:

1 taza de palta, en trozos

1 pepino grande, en rodajas

1 tomate grande, en trozos

1 limón grande, sin piel

1 taza de albahaca fresca, en trozos

Preparación:

Pelar la palta y cortarla por la mitad. Remover el carozo y trozar. Rellenar un vaso medidor y reservar el resto en la nevera.

Lavar el pepino y cortarlo en rodajas gruesas. Dejar a un lado.

Lavar el tomate y ponerlo en un tazón. Cortar en cuartos y reservar el jugo. Dejar a un lado.

Pelar el limón y cortarlo por la mitad. Dejar a un lado.

Lavar la albahaca y trozarla. Dejar a un lado.

Combinar la palta, pepino, tomate, limón y albahaca en una juguera, y pulsar.

Transferir a vasos y añadir hielo antes de servir.

Información nutricional por porción: Kcal: 240, Proteínas: 3.1g, Carbohidratos: 75.1g, Grasas: 0.9g

11. Jugo de Coco y Calabaza

Ingredientes:

½ taza de agua de coco, sin endulzar

1 taza de calabaza, en trozos

1 banana mediana, sin piel

1 taza de frambuesas frescas

1 cucharadita de miel, cruda

Preparación:

Pelar la calabaza y remover las semillas. Cortar en cubos y reservar el resto en la nevera.

Pelar y trozar la banana. Dejar a un lado.

Lavar las frambuesas bajo agua fría. Colar y dejar a un lado.

Combinar la calabaza, banana y frambuesas en una juguera. Transferir a vasos y añadir el agua de coco y miel.

Agregar hielo y servir inmediatamente.

Información nutricional por porción: Kcal: 197, Proteínas: 4.7g, Carbohidratos: 68g, Grasas: 1.3g

12.   Jugo de Coco y Arándanos Agrios

Ingredientes:

1 taza de arándanos agrios

3 onzas de agua de coco

1 taza de moras

1 taza de arándanos

1 taza de frutillas, en trozos

1 taza de frambuesas

Preparación:

Combinar los arándanos agrios, moras, arándanos, frutillas y frambuesas en un colador grande. Lavar bajo agua fría. Colar y separar las frutillas.

Trozar las frutillas y dejar a un lado.

Combinar todo en una juguera y pulsar. Transferir a vasos y añadir hielo antes de servir. Puede agregar miel para más sabor.

Información nutricional por porción: Kcal: 210, Proteínas: 5.9g, Carbohidratos: 75.3g, Grasas: 2.5g

13. Jugo de Lechuga y Naranja

Ingredientes:

3 tazas de lechuga de hoja roja, en trozos

1 naranja grande, sin piel

1 taza de palta, en rodajas

½ taza de agua de coco pura, sin endulzar

1 cucharadita de miel líquida

Preparación:

Lavar la lechuga bajo agua fría. Romper con las manos y dejar a un lado.

Pelar la naranja y dividirla en gajos. Dejar a un lado.

Pelar la palta y cortarla por la mitad. Remover el carozo y trozar. Rellenar un vaso medidor y reservar el resto. Dejar a un lado.

Combinar la lechuga, naranja y palta en una juguera, y pulsar.

Transferir a vasos y refrigerar 5 minutos antes de servir.

Información nutricional por porción: Kcal: 240, Proteínas: 4.9g, Carbohidratos: 25.6g, Grasas: 21.7g

14.   Jugo de Brotes de Bruselas y Zanahoria

Ingredientes:

1 taza de Brotes de Bruselas, en trozos

1 taza de zanahorias, en rodajas

1 taza de brócoli, en trozos

1 taza de verdes de nabo, en trozos

4 naranjas grandes, sin piel

1 cucharada de miel

¼ taza de agua de coco pura

Preparación:

Lavar los brotes de Bruselas y recortar las capas externas. Cortarlos por la mitad y dejar a un lado.

Lavar las zanahorias y cortarlas en rodajas finas. Dejar a un lado.

Lavar el brócoli y trozarlo. Dejar a un lado.

Lavar los verdes de nabo y romper con las manos. Dejar a un lado.

Pelar las naranjas y dividirlas en gajos. Dejar a un lado.

Combinar el brócoli, brotes de Bruselas, zanahorias, verdes de nabo y naranjas en una juguera, y pulsar. Transferir a vasos y añadir la miel y agua de coco.

Agregar algunos cubos de hielo antes de servir, o refrigerar 5 minutos.

Información nutricional por porción: Kcal: 367, Proteínas: 14.47g, Carbohidratos: 116g, Grasas: 1.9g

15.   Jugo de Kiwi y Espinaca

Ingredientes:

1 kiwi grande, sin piel

1 taza de espinaca fresca, en trozos

5 damascos, en rodajas

1 durazno grande, en rodajas

1 cucharada de menta fresca, en trozos

¼ taza de agua

Preparación:

Pelar el kiwi y cortarlo por la mitad. Dejar a un lado.

Lavar la espinaca y menta bajo agua fría. Colar y trozar. Dejar a un lado.

Lavar los damascos y cortarlos por la mitad. Remover los carozos y trozar. Dejar a un lado.

Lavar el durazno y cortarlo por la mitad. Remover el carozo y trozar. Dejar a un lado.

Combinar el kiwi, espinaca, damascos, durazno y menta en una juguera, y pulsar.

Transferir a vasos y refrigerar antes de servir.

Información nutricional por porción: Kcal: 211, Proteínas: 2.8g, Carbohidratos: 58.8g, Grasas: 2.8g

16.   Jugo de Lima y Brócoli

Ingredientes:

2 limas enteras, sin piel

2 tazas de brócoli crudo, en trozos

1 taza de frambuesas frescas

½ taza de agua de coco, sin endulzar

2 pepinos grandes, sin piel y en rodajas

1 cucharada de miel

Preparación:

Pelar las limas y cortarlas por la mitad. Dejar a un lado.

Lavar el brócoli y trozarlo. Dejar a un lado.

Lavar las frambuesas bajo agua fría. Colar y dejar a un lado.

Lavar los pepinos y cortarlos en rodajas gruesas. Dejar a un lado.

Combinar el brócoli, frambuesas y pepino en una juguera, y pulsar. Transferir a vasos y añadir el agua de coco y miel.

Agregar hielo y servir.

Información nutricional por porción: Kcal: 192, Proteínas: 10.9g, Carbohidratos: 56g, Grasas: 2.2g

17.   Jugo de Rábano y Acelga

Ingredientes:

1 rábano grande, en trozos

1 taza de Acelga, en trozos

1 gajo grande de melón dulce

1 taza de espárragos

1 taza de palta, en trozos

¼ taza de agua de coco pura, sin endulzar

Preparación:

Lavar el rábano y recortar las partes verdes. Trozar y dejar a un lado.

Lavar la acelga y romperla con las manos. Dejar a un lado.

Cortar el melón por la mitad. Remover las semillas, cortar los gajos grandes y pelarlos. Trozar y poner en un tazón. Reservar el resto en la nevera.

Lavar los espárragos y recortar las puntas. Trozar y dejar a un lado.

Pelar la palta y cortarla por la mitad. Remover el carozo y trozar. Dejar a un lado.

Combinar el rábano, acelga, melón, espárragos y palta en una juguera, y pulsar.

Transferir a vasos y refrigerar 10 minutos antes de servir.

Información nutricional por porción: Kcal: 275, Proteínas: 8g, Carbohidratos: 35.2g, Grasas: 21,9g

18.   Jugo de Coco y Guayaba

Ingredientes:

1 guayaba grande, en trozos

¼ taza de agua de coco pura, sin endulzar

1 cucharada de azúcar de coco pura

1 rodaja de jengibre pequeña, sin piel y en trozos

2 tazas de Acelga, en trozos

2 tazas de col rizada fresca, en trozos

Un puñado de espinaca, en trozos

Preparación:

Lavar y trozar la guayaba. Dejar a un lado.

Pelar la rodaja de jengibre y dejar a un lado.

Combinar la acelga, col rizada y espinaca en un colador, y lavar bajo agua fría. Colar y romper con las manos. Dejar a un lado.

Combinar la guayaba, jengibre, acelga, col rizada y espinaca en una juguera, y pulsar.

Transferir a vasos y añadir el agua de coco y azúcar de coco pura.

Agregar hielo y servir inmediatamente.

Información nutricional por porción: Kcal: 267, Proteínas: 22.3g, Carbohidratos: 45g, Grasas: 3.8g

19. Jugo de Nuez Moscada y Manzana

Ingredientes:

1 manzana pequeña, sin piel ni semillas

1 taza de ananá, en trozos

1 cucharadita de hojas de menta fresca, en trozos pequeños

¼ cucharadita de nuez moscada, molida

Preparación:

Lavar la manzana y remover el centro. Trozar y dejar a un lado.

Cortar la parte superior del ananá y pelarlo. Trozar y reservar el resto en la nevera.

Combinar la manzana y ananá, y procesarlos. Transferir a vasos y añadir la nuez moscada. Agregar agua para ajustar el espesor.

Decorar con hojas de menta y refrigerar antes de servir.

Información nutricional por porción: Kcal: 141, Proteínas: 1.5g, Carbohidratos: 41.2g, Grasas: 0.4g

20. Jugo de Arándanos y Zanahoria

Ingredientes:

1 taza de arándanos frescos

2 zanahorias grandes, en rodajas

1 manzana pequeña, sin centro y en trozos

1 cabeza de lechuga romana, en trozos

Preparación:

Lavar los arándanos bajo agua fría. Dejar a un lado.

Lavar las zanahorias y cortarlas en rodajas gruesas. Dejar a un lado.

Lavar la manzana y remover el centro. Trozar y dejar a un lado.

Lavar la lechuga y romper con las manos. Dejar a un lado.

Procesar los arándanos, zanahorias, manzana y lechuga en una juguera. Transferir a vasos y añadir algunos cubos de hielo.

Servir inmediatamente.

Información nutricional por porción: Kcal: 228, Proteínas: 6.14g, Carbohidratos: 66.8g, Grasas: 1.95g

21. Jugo de Uva y Naranja

Ingredientes:

½ taza de uvas frescas

3 naranjas grandes, sin piel

1 pera mediana, en trozos

1 taza de espinaca, en trozos

1 rodaja de jengibre pequeña, sin piel

Preparación:

Lavar las uvas en un colador bajo agua fría, y dejar a un lado.

Pelar las naranjas y dividirlas en gajos. Dejar a un lado.

Lavar la pera y remover el centro. Trozar y dejar a un lado.

Lavar la espinaca y romperla con las manos. Dejar a un lado.

Pelar la rodaja de jengibre y dejar a un lado.

Combinar las uvas, naranjas, pera, espinaca y jengibre en una juguera, y pulsar.

Transferir a vasos y refrigerar 10 minutos antes de servir.

Información nutricional por porción: Kcal: 347, Proteínas: 6.52g, Carbohidratos: 108.8g, Grasas: 1.27g

22.   Jugo Dulce de Banana y Naranja

Ingredientes:

1 banana grande, sin piel

1 naranja grande, sin piel

1 taza de chirivías, en rodajas

1 taza de coliflor, en trozos

Un puñado de menta fresca, en trozos

1 cucharadita de miel, cruda

Preparación:

Pelar y trozar la banana. Dejar a un lado.

Pelar la naranja y dividirla en gajos. Dejar a un lado.

Lavar las chirivías y cortarlas en rodajas gruesas. Dejar a un lado.

Recortar las hojas externas de la coliflor. Lavar y trozar. Reservar el resto en la nevera.

Combinar la banana, naranja, chirivías y coliflor en una juguera, y pulsar. Transferir a un vaso y añadir la miel.

Rociar con menta y refrigerar 5 minutos antes de servir.

Información nutricional por porción: Kcal: 336, Proteínas: 8.5g, Carbohidratos: 103g, Grasas: 1.5g

23.   Jugo de Coco y Limón

Ingredientes:

½ taza de agua de coco, sin endulzar

2 limones grandes, sin piel

1 taza de brócoli, en trozos

Un puñado de espinaca fresca

1 naranja mediana

1 cucharada de miel, cruda

Algunas hojas de menta

Preparación:

Pelar los limones y cortarlos por la mitad. Dejar a un lado.

Lavar el brócoli y recortar las hojas externas. Dejar a un lado.

Lavar la espinaca y romper con las manos. Dejar a un lado.

Pelar la naranja y dividirla en gajos. Dejar a un lado.

Combinar el brócoli, espinaca, limones y naranja en una juguera, y pulsar. Transferir a vasos, añadir la miel y decorar con hojas de menta.

Agregar hielo y servir.

Información nutricional por porción: Kcal: 171, Proteínas: 14.8g, Carbohidratos: 54.5g, Grasas: 2.17g

24. Jugo de Col Rizada y Arándanos Agrios

Ingredientes:

1 taza de col rizada, en trozos

1 taza de arándanos agrios

3 kiwis grandes, sin piel

1 cucharadita de azúcar de coco pura

Preparación:

Lavar la col rizada y romper con las manos. Dejar a un lado.

Lavar los arándanos agrios bajo agua fría. Colar y dejar a un lado.

Pelar los kiwis y cortarlos por la mitad. Dejar a un lado.

Combinar los kiwis, col rizada y arándanos agrios en una juguera. Transferir a un vaso y añadir el agua de coco.

Agregar hielo y servir.

Información nutricional por porción: Kcal: 153, Proteínas: 5.6g, Carbohidratos: 48.4g, Grasas: 1.8g

25.   Jugo de Jengibre y Espinaca Bebé

Ingredientes:

¼ taza de espinaca bebé

½ cucharadita de jengibre, molido

1 taza de moras

1 taza de arándanos

1 taza de frambuesas

1 taza de frutillas, en trozos

Preparación:

Lavar la espinaca y romperla con las manos. Dejar a un lado.

Combinar las bayas en un colador, y lavar bajo agua fría. Dejar a un lado.

Mezclar las bayas y espinaca en una juguera, y pulsar. Transferir a un vaso y añadir el jengibre.

Agregar cubos de hielo y servir inmediatamente.

Información nutricional por porción: Kcal: 158, Proteínas: 5.9g, Carbohidratos: 56.4g, Grasas: 2.3g

26. Jugo de Pomelo y Miel

Ingredientes:

1 pomelo grande, sin piel

1 cucharadita de miel, cruda

2 manzanas Granny Smith grandes, sin centro y en trozos

½ cucharadita de jengibre fresco, molido

Preparación:

Lavar el pomelo y trozarlo. Dejar a un lado.

Lavar las manzanas y remover el centro. Trozar y dejar a un lado.

Combinar el pomelo y manzanas, y procesarlos. Transferir a vasos y añadir la miel y jengibre.

Refrigerar o agregar hielo y servir.

Información nutricional por porción: Kcal: 299, Proteínas: 3.7g, Carbohidratos: 88g, Grasas: 1.1g

27.   Jugo de Espinaca Bebé

Ingredientes:

2 tazas de espinaca, en trozos

1 banana mediana, en rodajas

2 tazas de frutillas frescas, en trozos

14 onzas melón, en trozos

½ cucharadita de canela

1 cucharadita de miel, cruda

Preparación:

Lavar la espinaca y romperla con las manos. Dejar a un lado.

Pelar y trozar la banana. Dejar a un lado.

Lavar las frutillas bajo agua fría y trozarlas. Dejar a un lado.

Cortar el melón por la mitad. Cortar dos gajos grandes y pelarlos. Trozar y remover las semillas. Dejar a un lado.

Combinar la espinaca, banana, frutillas y melón en una juguera, y pulsar. Transferir a vasos y añadir la miel y canela.

Refrigerar 5 minutos antes de servir.

Información nutricional por porción: Kcal: 349, Proteínas: 7.6g, Carbohidratos: 104.9g, Grasas: 3.2g

28.   Jugo de Ananá y Mango

Ingredientes:

1 taza de ananá, en trozos

1 taza de mango, en trozos

½ taza de agua de coco

1 taza de guayaba, en trozos

1 cucharada de hojas de menta fresca

Preparación:

Cortar la parte superior del ananá y pelarlo. Trozarlo y reservar el resto en la nevera.

Pelar el mango y trozarlo. Dejar a un lado.

Pelar la guayaba y trozarla. Reservar el resto en la nevera.

Combinar el ananá, mango y guayaba en una juguera.

Transferir a un vaso y añadir el agua de coco.

Decorar con hojas de menta y agregar hielo antes de servir.

Información nutricional por porción: Kcal: 187, Proteínas: 3.6g, Carbohidratos: 54.2g, Grasas: 1.3g

29.   Jugo de Arándanos y Coco

Ingredientes:

1 taza de arándanos

½ taza de agua de coco, sin endulzar

2 tazas de frutillas, en trozos

½ naranja roja grande

1 cucharadita de azúcar de coco pura

Preparación:

Combinar los arándanos y frutillas en un colador, y lavar bajo agua fría. Dejar a un lado.

Pelar la naranja y dividirla en gajos. Usar la mitad y reservar el resto.

Combinar los arándanos, frutillas y naranja en una juguera. Transferir a vasos y añadir el agua y azúcar de coco.

Agregar hielo o refrigerar antes de servir.

Información nutricional por porción: Kcal: 246, Proteínas: 4.7g, Carbohidratos: 74.2g, Grasas: 1.7g

30.　Jugo de Frambuesas y Arándanos

Ingredientes:

2 tazas de frambuesas

1 taza de arándanos

½ taza de agua de coco, sin endulzar

½ cucharadita de extracto puro de vainilla, sin azúcar

¼ cucharadita de canela molida

Preparación:

Lavar las frambuesas y arándanos bajo agua fría. Colar, transferir a una juguera, y pulsar.

Transferir a vasos y añadir el agua de coco, extracto de vainilla y canela.

Agregar cubos de hielo y servir inmediatamente.

Información nutricional por porción: Kcal: 136, Proteínas: 4.4g, Carbohidratos: 51.7g, Grasas: 2.4g

31.   Jugo de Remolacha y Tomate

Ingredientes:

1 taza de remolachas

3 tomates grandes, sin piel

2 manzanas grandes, sin centro ni piel

1 taza de bayas Goji

1 taza de cerezas frescas, sin carozo

Preparación:

Lavar las remolachas y recortar las partes verdes. Trozar y dejar a un lado.

Poner los tomates en un tazón y cortar en cuartos. Reservar el jugo.

Lavar las cerezas y remover los carozos. Dejar a un lado.

Lavar las manzanas y remover el centro. Trozar y dejar a un lado.

Poner las bayas Goji en un tazón mediano y añadir 1 taza de agua. Remojar por 30 minutos.

Combinar las manzanas, bayas Goji, remolachas, cerezas y tomates en una juguera.

Transferir a vasos y añadir el jugo de tomate.

Refrigerar 10 minutos antes de servir.

Información nutricional por porción: Kcal: 328, Proteínas: 9.3g, Carbohidratos: 95g, Grasas: 2.14g

32. Jugo de Naranja y Goji

Ingredientes:

1 naranja grande, sin piel

1 taza de bayas Goji

10 onzas brócoli, pre cocido

1 pepino grande, sin piel

1 cucharada de miel, cruda

Preparación:

Pelar la naranja y dividirla en gajos. Dejar a un lado.

Poner las bayas Goji en un tazón mediano. Añadir 1 taza de agua y remojar 30 minutos.

Lavar el brócoli y trozarlo. Dejar a un lado.

Lavar el pepino y cortarlo en rodajas gruesas. Dejar a un lado.

Procesar la naranja, bayas Goji, brócoli y pepino en una juguera. Transferir a un vaso y añadir la miel.

Agregar hielo y servir.

Información nutricional por porción: Kcal: 193, Proteínas: 9.4g, Carbohidratos: 66g, Grasas: 1.7g

33.   Jugo de Banana y Miel

Ingredientes:

1 banana grande, sin piel

1 cucharadita de miel

1 taza de arándanos

1 taza de moras

½ cucharadita de canela

Preparación:

Pelar y trozar la banana. Dejar a un lado.

Combinar los arándanos y moras en un colador, y lavar bajo agua fría. Colar y dejar a un lado.

Combinar la banana, arándanos y moras en una juguera, y pulsar.

Transferir a vasos y añadir la miel y canela.

Agregar hielo y servir inmediatamente.

Información nutricional por porción: Kcal: 229, Proteínas: 4.5g, Carbohidratos: 76.3g, Grasas: 1.6g

34. Jugo de Mandarina y Café

Ingredientes:

4 mandarinas enteras, sin piel y en gajos

½ taza de café frío

1 cucharadita de extracto puro de vainilla

1 cucharadita de azúcar de coco pura

Preparación:

Pelar las mandarinas y dividirlas en gajos. Dejar a un lado. Pasar por una juguera y transferir a vasos.

Añadir el café frío, azúcar de coco y extracto de vainilla.

Agregar hielo y servir inmediatamente.

Información nutricional por porción: Kcal: 282, Proteínas: 6.9g, Carbohidratos: 94g, Grasas: 2g

35.   Jugo de Banana y Aronia

Ingredientes:

1 banana grande, sin piel

2 tazas de aronia

2 tazas de espinaca, en trozos

2 tazas de verdes de remolacha, en trozos

Preparación:

Pelar y trozar la banana. Dejar a un lado.

Lavar las aronia bajo agua fría, colar y dejar a un lado.

Combinar la espinaca y verdes de remolacha en un colador, y lavar bajo agua fría. Romper con las manos y dejar a un lado.

Combinar la banana, bayas, espinaca y verdes de remolacha en una juguera.

Transferir a vasos y añadir algunos cubos de hielos antes de servir.

Información nutricional por porción: Kcal: 183, Proteínas: 7.8g, Carbohidratos: 63.1g, Grasas: 1.2g

36.   Jugo de Calabaza y Canela

Ingredientes:

10 onzas de calabaza, en trozos

½ cucharadita de canela molida

1 taza de batata, en trozos

¼ taza de agua

Preparación:

Pelar la calabaza y cortarla por la mitad. Remover las semillas y trozar. Dejar a un lado.

Pelar y trozar la batata. Dejar a un lado.

Combinar la calabaza y batata en una juguera, y pulsar.

Transferir a vasos y añadir el agua y canela.

Agregar hielo antes de servir.

Información nutricional por porción: Kcal: 256, Proteínas: 5.3g, Carbohidratos: 27.8g, Grasas: 22.3g

37.   Jugo de Zanahoria y Manzana

Ingredientes:

3 zanahorias grandes, en rodajas

2 manzanas Granny Smith, sin centro y en trozos

½ cucharadita de canela molida

¼ cucharadita de jengibre, molido

1 cucharada de miel, cruda

Preparación:

Lavar las zanahorias y cortarlas en rodajas gruesas. Dejar a un lado.

Lavar las manzanas y remover el centro. Trozar y dejar a un lado.

Combinar las zanahorias y manzanas en una juguera, y pulsar. Transferir a vasos y añadir la miel, canela y jengibre.

Agregar cubos de hielo y servir inmediatamente.

Información nutricional por porción: Kcal: 324, Proteínas: 3.4g, Carbohidratos: 93g, Grasas: 1.5g

38. Jugo de Uva y Vainilla

Ingredientes:

1 taza de uvas

1 cucharadita de extracto puro de vainilla, sin azúcar

2 bananas grandes, en rodajas

½ taza de leche de coco, sin azúcar

Preparación:

Lavar las uvas bajo agua fría. Colar y dejar a un lado.

Pelar las bananas y trozarlas. Dejar a un lado.

Combinar las bananas y uvas en una juguera y pulsar. Transferir a vasos y añadir la leche de coco y extracto de vainilla.

Agregar hielo y servir.

Información nutricional por porción: Kcal: 293, Proteínas: 7.5g, Carbohidratos: 77.9g, Grasas: 4g

39.   Jugo de Pepino y Pomelo

Ingredientes:

3 pepinos grandes, sin piel

1 pomelo, sin piel

1 cucharadita de extracto de menta

1 onza de agua de coco

1 cucharada de azúcar de coco

Preparación:

Lavar los pepinos y cortarlos en rodajas gruesas. Dejar a un lado.

Pelar el pomelo y trozarlo. Dejar a un lado.

Combinar el pepino y pomelo en una juguera, y pulsar. Transferir a vasos y añadir el agua de coco, azúcar de coco y extracto de menta.

Agregar hielo y servir inmediatamente.

Información nutricional por porción: Kcal: 204, Proteínas: 7.7g, Carbohidratos: 59g, Grasas: 1.3g

40.   Jugo de Linaza y Banana

Ingredientes:

1 cucharadita de aceite de linaza

1 banana grande

1 taza de bayas Goji

Un puñado de hojas de apio

1 cucharada de miel, cruda

Preparación:

Pelar y trozar la banana. Dejar a un lado.

Poner las bayas Goji en un tazón mediano y añadir 1 taza de agua. Remojar 30 minutos.

Lavar el apio y romper con las manos. Dejar a un lado.

Combinar las bananas, bayas Goji y apio en una juguera, y pulsar. Transferir a vasos y añadir el aceite de linaza y miel.

Agregar hielo antes de servir.

Información nutricional por porción: Kcal: 177, Proteínas: 6.5g, Carbohidratos: 44.6g, Grasas: 2.6g

41. Jugo de Frambuesa y Cereza

Ingredientes:

1 taza de frambuesas frescas

½ cucharadita de extracto puro de cereza, sin azúcar

1 pepino grande, en rodajas

Un par de hojas de menta

Preparación:

Lavar las frambuesas bajo agua fría. Colar y dejar a un lado.

Lavar el pepino y cortarlo en rodajas finas. Dejar a un lado.

Combinar las frambuesas y pepino en una juguera, y pulsar. Transferir a vasos y añadir el extracto de cereza.

Decorar con hojas de menta fresca y refrigerar 10 minutos antes de servir.

Información nutricional por porción: Kcal: 152, Proteínas: 9.4g, Carbohidratos: 50g, Grasas: 2.6g

42.   Jugo de Moras y Pepino

Ingredientes:

1 taza de moras frescas

1 pepino grande, en rodajas

1 taza de semillas de granada

1 taza de perejil fresco

Preparación:

Lavar las moras bajo agua fría. Colar y dejar a un lado.

Lavar el pepino y cortarlo en rodajas gruesas. Dejar a un lado.

Cortar la parte superior de la granada y bajar hacia las membranas blancas. Remover las semillas a un tazón mediano.

Lavar el perejil y romper con las manos. Dejar a un lado.

Combinar las moras, pepino, semillas de granada y perejil.

Transferir a vasos y añadir algunos cubos de hielos antes de servir.

Información nutricional por porción: Kcal: 143, Proteínas: 7.9g, Carbohidratos: 44.8g, Grasas: 2.5g

43. Jugo de Frutilla y Jengibre

Ingredientes:

1 taza de frutillas frescas

½ cucharadita de jengibre, molido

1 taza de col rizada fresca, en trozos

1 limón entero, sin piel

Preparación:

Lavar las frutillas bajo agua fría. Colar y dejar a un lado.

Lavar la col rizada y romper con las manos. Dejar a un lado.

Pelar el limón y cortarlo por la mitad. Dejar a un lado.

Combinar las frutillas, col rizada y limón en una juguera, y pulsar.

Transferir a vasos y añadir algunos cubos de hielo antes de servir.

Información nutricional por porción: Kcal: 120, Proteínas: 5.9g, Carbohidratos: 38.6g, Grasas: 1.8g

44. Jugo de Chirivías y Apio

Ingredientes:

1 taza de chirivías, en trozos

1 tallo de apio, en trozos

1 guayaba entera, en trozos

2 pomelos grandes, sin piel

Preparación:

Lavar las chirivías y cortarlas en rodajas finas. Dejar a un lado.

Lavar el apio y trozarlo. Dejar a un lado.

Lavar la guayaba y trozarla. Reservar el resto.

Pelar los pomelos y trozarlos.

Combinar las chirivías, apio, guayaba y pomelos en una juguera, y pulsar.

Transferir a vasos y añadir hielo antes de servir.

Información nutricional por porción: Kcal: 279, Proteínas: 7.2g, Carbohidratos: 86g, Grasas: 1.7g

45. Jugo de Zanahoria y Chirivías

Ingredientes:

2 manzanas verdes grandes, sin piel ni centro

3 zanahorias grandes, en rodajas

1 taza de chirivías, en rodajas

1 hoja de albahaca, aplastada

¼ taza de agua

Preparación:

Lavar las zanahorias y chirivías, y cortar en rodajas gruesas. Dejar a un lado.

Lavar las manzanas y remover el centro. Trozar y dejar a un lado.

Combinar las zanahorias, chirivías y manzanas en una juguera, y pulsar.

Transferir a vasos y añadir el agua. Decorar con albahaca y refrigerar antes de servir.

Información nutricional por porción: Kcal: 332, Proteínas: 5.4g, Carbohidratos: 100g, Grasas: 1.6g

46.   Jugo de Alcachofa y Limón

Ingredientes:

7 onzas de alcachofas, en trozos

1 limón mediano, sin piel

1 palta entera, en trozos

1 taza de repollo rojo, en trozos

1 taza de repollo verde, en trozos

Preparación:

Recortar las hojas externas de la alcachofa. Trozar y dejar a un lado.

Pelar el limón y cortarlo por la mitad. Dejar a un lado.

Pelar la palta y cortarla por la mitad. Remover el carozo y trozar. Dejar a un lado.

Combinar el repollo rojo y verde, y lavar bajo agua fría. Colar y romper con las manos. Dejar a un lado.

Combinar la alcachofa, limón, palta y repollos en una juguera, y pulsar.

Transferir a vasos y añadir hielo antes de servir.

Información nutricional por porción: Kcal: 353, Proteínas: 12.3g, Carbohidratos: 51g, Grasas: 30g

47. Jugo de Repollo y Naranja

Ingredientes:

1 taza de repollo morado, en trozos

1 naranja grande, sin piel

1 taza de papaya, en trozos

1 taza de bayas Goji

1 cucharadita de jengibre, molido

1 cucharadita de miel

Preparación:

Lavar el repollo y romper con las manos. Dejar a un lado.

Pelar la naranja y dividirla en gajos. Dejar a un lado.

Pelar la papaya y cortarla por la mitad. Remover las semillas negras, trozar y dejar a un lado.

Poner las bayas Goji en un tazón y añadir 1 taza de agua. Remojar 30 minutos antes de licuar.

Combinar el repollo, naranja, papaya y bayas Goji en una juguera, y pulsar.

Transferir a vasos y añadir el jengibre y miel.

Agregar hielo y servir inmediatamente.

Información nutricional por porción: Kcal: 172, Proteínas: 4.3g, Carbohidratos: 54.2g, Grasas: 0.7g

OTROS TITULOS DE ESTE AUTOR

70 Recetas De Comidas Efectivas Para Prevenir Y Resolver Sus Problemas De Sobrepeso: Queme Calorías Rápido Usando Dietas Apropiadas y Nutrición Inteligente

Por

Joe Correa CSN

48 Recetas De Comidas Para Eliminar El Acné: ¡El Camino Rápido y Natural Para Reparar Sus Problemas de Acné En 10 Días O Menos!

Por

Joe Correa CSN

41 Recetas De Comidas Para Prevenir el Alzheimer: ¡Reduzca El Riesgo de Contraer La Enfermedad de Alzheimer De Forma Natural!

Por

Joe Correa CSN

70 Recetas De Comidas Efectivas Para El Cáncer De Mama: Prevenga Y Combata El Cáncer De Mama Con una Nutrición Inteligente y Alimentos Poderosos

Por

Joe Correa CSN

www.ingramcontent.com/pod-product-compliance
Lightning Source LLC
Chambersburg PA
CBHW030259030426
42336CB00009B/450